DES

TUBERCULES DE LA CHOROÏDE

PAR

Célestin TROCHÉ,

Docteur en médecine de la Faculté de Paris,

Aide-major stagiaire au Val-de-Grâce.

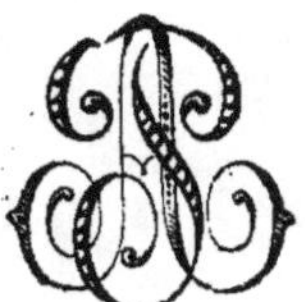

PARIS

A. PARENT, IMPRIMEUR DE LA FACULTÉ DE MÉDECINE

Rue Monsieur-le-Prince, 29-31

1875

DES

TUBERCULES DE LA CHOROÏDE

PAR

Célestin TROCHÉ,

Docteur en médecine de la Faculté de Paris,

Aide-major stagiaire au Val-de-Grâce.

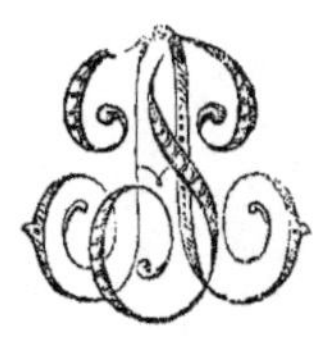

PARIS

A. PARENT, IMPRIMEUR DE LA FACULTÉ DE MÉDECINE

Rue Monsieur-le-Prince, 29-31

1875

DES

TUBERCULES DE LA CHOROÏDE

INTRODUCTION.

Parmi les chroroïdites spécifiques, la plus accréditée, aujourd'hui, est sans contredit la choroïdite tuberculeuse. Tour à tour niée et admise, elle a été depuis le commencement de ce siècle l'objet d'un certain nombre de recherches qui ont d'autant plus d'importance qu'elles ont été consacrées par l'examen microscopique. Des expériences ont été faites, qui sont venues démontrer que la diathèse tuberculeuse avait aussi un point d'élection dans la membrane vasculaire. Aujourd'hui la choroïdite tuberculeuse doit prendre place dans la pathologie oculaire et figurer dans le cadre des maladies de l'appareil de la vision.

Nous n'avons point la prétention, dans ce modeste travail, de faire la nosologie complète de cette affection; il y a encore trop de points obscurs, et la relation qui existe entre la manifestation tuberculeuse dans l'œil et dans les autres organes, laisse encore trop de lacunes.

Notre intention a été de faire un résumé de l'état

actuel de la science en appelant l'attention sur ce sujet et en réclamant la bienveillance de nos juges.

Qu'il nous soit permis de remercier publiquement M. le professeur agrégé Poncet, qui a mis à notre disposition ses préparations, et dont le savant travail, publié dans la *Gazette médicale de Paris* (1875), a été la base de notre thèse inaugurale.

Nous remercions aussi notre ami le Dr Ch. Louis, qui a toujours mis son temps et son habileté au service de son collègue.

HISTORIQUE.

Gueneau de Mussy, le premier, signalait, en 1837, l'éruption miliaire tuberculeuse dans la choroïde. Chez une jeune fille, morte à la Salpêtrière d'une tuberculose généralisée, il trouva, à l'autopsie, des granulations faisant saillie à la surface de la rétine. Cette observation a été relatée dans le mémoire de M. Galezowski. (*Archives de médecine*, 1867).

En 1855, Jæger observait le même fait et parlait du tubercule de la choroïde.

C'est Manz, de Fribourg, qui le premier étudia la question spécialement. Il eut l'occasion d'examiner les yeux d'une jeune fille morte d'une tuberculose aiguë généralisée, et chez laquelle la lésion oculaire n'avait été révélée par aucun symptômes pendant la vie. Ses observations furent publiées en 1858 (*Arch. für Ophth.*, IV, 2, p. 120, 1858. — *Annales d'oculistique*, t. XLV, p. 179).

De 1858 à 1867, on n'entend plus parler de la choroïdite tuberculeuse. En 1867, Cohnheim publie un mémoire important (*Archives de Virchow*, t. XXXIX, 1, p. 49,1867, et *Berlin Klinik Wochenschriff*, IV, 6, 1867).

L'auteur allemand rapporte quatre observations, cite celles de Manz et une de Busch et fait voir que les tubercules de la choroïde ne diffèrent en rien des tubercules des autres organes : il examine leur siége, leur volume. Il recherche où naissent ces tubercules, quel est l'élément formateur, l'âge auquel ils apparaissent, leur coïncidence avec la manifestation dans les principaux organes de l'économie, et particulièrement la glande thyroïde, leur fréquence dans la tuberculose aiguë et dans la tuberculose chronique.

Non content d'observer l'affection chez des malades, l'auteur cherche à la provoquer chez les animaux. Il inocule la tuberculose à un certain nombre de cochons d'Inde, en les plaçant dans des conditions favorables au développement de l'affection générale. En faisant l'autopsie, il trouvait chaque fois, dans la choroïde, des granulations semblables à celles qu'il observait chez l'homme.

Ces expériences de Cohnheim, auxquelles il faut attacher une certaine importance, ont été répétées par Waldenburg, qui se servait, pour l'inoculation, de mucus épais recueilli à la surface du pharynx. Les résultats ont confirmé ce qu'avait observé Cohnheim, c'est-à-dire que Waldenburg trouvait des lésions dans les principaux organes ; des cavernes spacieuses dans les poumons et les viscères, des granulations de couleur grisâtre dans la choroïde.

Il nous importe peu, pour le moment, de rechercher si c'est à l'inoculation ou bien aux conditions de vie des animaux qu'il faut attribuer l'évolution tuberculeuse. Mais ce sont des faits que nous constatons et qui prouvent que la choroïde peut être envahie par les granulations.

La même année M. Galezowski publie, dans les *Archives de Médecine*, un mémoire dans lequel il étudie les manifestations de la diathèse tuberculeuse dans l'œil en général, dans la choroïde en particulier. Il passe en revue les troubles de nutrition et de circulation de la rétine : il cite un cas douteux, dans lequel une névrite et une périnévrite optique l'ont aidé à diagnostiquer une méningite. Il croit que la matière tuberculeuse, pour arriver dans l'œil, suit la gaîne du nerf optique, le long des cloisons du nerf, et se dépose sur le trajet des vaisseaux. Il rapporte les opinions de Manz, ainsi que de Cohnheim, avec deux observations complètes où l'examen ophthalmoscopique a été fait pendant la vie, et l'examen microscopique après la mort.

En 1868, Graefe et Leber étudiaient la question et rencontraient, à la Charité de Berlin, des tubercules de la choroïde chez un malade du service de Griesinger.

En France, M. Bouchut commençait ses observations. Ayant l'occasion de rencontrer un grand nombre de méningites tuberculeuses, le médecin des Enfants appliquait l'ophthalmoscope au diagnostic des maladies cérébrales et fondait la cérébroscopie. Les nombreux cas publiés dans la *Gazette des Hôpitaux*, 1868-1869, tendent à démontrer la fréquence de la lésion de la membrane vasculaire dans la tuberculose miliaire.

Dans deux cas observés à l'hôpital des Enfants, l'examen microscopique a été fait une fois par Ordonez, l'autre fois par Cornil dont l'autorité ne peut être mise en doute.

En 1867, Sœlberg Wels publie une observation. (*Ophthalmic Reports,* 1867 ; *Annales d'Oculistique*, 1871.)

Vecker, dans son traité des maladies des yeux, dit très-peu de choses des tubercules de la choroïde. Il les croit très-rares, et les granulations n'apparaissent dans l'œil, qu'après avoir déjà envahi tout l'organisme.

Nous arrivons, dans ces dernières années, aux travaux de Liouville, qui a rencontré des granulations tuberculeuses de la choroïde, chez un homme âgé de 55 ans, depuis longtemps malade dans le service de M. Béhier, à l'Hôtel-Dieu. (Société anatomique, 1873.)

Enfin, cette année même, M. Poncet publie un mémoire, où nous avons puisé bon nombre de matériaux. Nous avons reproduit son observation en entier (*Gazette médicale de Paris*, nos 7 et 8, 1875).

Nous avons aussi cru devoir insérer dans notre thèse l'examen microscopique fait par M. Cornil, en 1868, ainsi qu'une nouvelle observation recueillie dans le service de M. Bouchut et rapportée dans le *Progrès médical*, 27 février 1875.

HISTOLOGIE DE LA CHOROÏDE.

Avant de commencer l'anatomie pathologique, et afin de bien connaître le siége des productions morbides, nous croyons devoir rappeler en quelques lignes l'histologie de la choroïde.

La choroïde ou membrane vasculaire s'étend depuis l'insertion du nerf optique jusque près du bord antérieur de la sclérotique : elle forme pour le passage de ce nerf une lame criblée, et adhère assez intimement au névrilème. Son épaisseur à la partie moyenne est de 75 à 150 millièmes de millimètre. En avant la choroïde se continue avec l'iris : sa face externe est en rapport avec la face interne de la sclérotique : ces deux membranes sont assez intimement unies, et si on veut les séparer, on ne peut le faire sans emporter avec la sclérotique des débris de la lamina fusca.

Dans la choroïde, il faut distinguer deux parties essentielles : une partie externe vasculaire, et une partie interne pigmentaire.

La partie vasculaire ou chroroïde proprement dite comprend trois couches :

1° Une couche extérieure, lamelle brune dans laquelle cheminent les nerfs ciliaires, c'est la lamina fusca ;

2° Une couche moyenne, vasculaire, contenant les vaisseaux, artères et veines d'un certain volume ;

3° Une couche interne incolore qui renferme un réseau capillaire très-riche et très-fin ; c'est la chorio-capillaire.

Le stroma de la choroïde est formé de cellules à noyaux fusiformes, étoilées, irrégulières, incolores, d'un brun plus ou moins foncé. Ces cellules s'anastosent entre elles par des prolongements très-fins, elles sont très-nombreuses, et constituent un réseau qui se termine, du côté du pigment noir par une lamelle hyaline très-finement striée et facile à isoler : c'est la lame élastique de la choroïde. Enfin, au milieu de ce réseau, on rencontre une substance interstitielle, homogène que l'on peut considérer comme de la substance conjonctive.

Le pigment de la choroïde est formé d'une couche continue de cellules presque régulièrement hexaédriques qui forment un plan unique. Une grande quantité de pigment noir est accumulée dans ces cellules, et ce pigment recouvre en grande partie le noyau qui est visible sous la forme d'une tache blanche dans l'intérieur de la cellule, dont les parois sont délicates et cèdent à la moindre pression.

La surface interne des cellules pigmentaires est en rapport avec les extrémités des bâtonnets.

Les vaisseaux de la choroïde sont nombreux ; ils se dirigent de dehors en dedans vers la chorio-capillaire ou membrane de Ruysch.

Tels sont les éléments que l'on rencontre dans la choroïde.

ANATOMIE PATHOLOGIQUE.

Pour aller à la recherche des lésions tuberculeuses de la choroïde, il faut inciser l'œil dans la région équatoriale, en ayant soin d'opérer sous l'eau. On aperçoit alors la rétine qui est plus ou moins adhérente à la choroïde dans les cas de tubercules. La rétine, transparente pendant la vie, devient opaque aussitôt après la mort, et ne permet pas d'apercevoir les granulations, s'il y en a, aussi il faut l'enlever en la décollant.

Ceci fait, on peut se trouver en présence de plusieurs cas : ou bien les granulations sont réunies et agglomérées pour former le tubercule, ou bien elles sont isolées et disséminées en plus ou moins grand nombre dans le stroma choroïdien. Dans le premier cas, on pourra voir immédiatement un petit nodule grisâtre dont les bords bien définis apparaîtront à l'observateur avec netteté. Dans le second cas, l'œil nu sera impuissant, il faudra, pour découvrir les néoplasmes, recourir au microscope qui seul pourra montrer l'état de la membrane vasculaire.

Les granulations de la choroïde, pour paraître évidentes à l'œil nu doivent avoir au moins un millimètre. Cohnheim qui a fixé ces limites avec exactitude, nous dit qu'au-dessous de ce chiffre, le revêtement épithélial de la choroïde suffit pour les voiler et les cacher à l'observateur.

Les granulations sont des productions morbides d'un blanc jaunâtre, ordinairement arrondies qui ont une consistance analogue à celle de l'albumine concrète à peu près, et qui plus tard deviennent molles et friables. Elles apparaissent sous la forme d'un nodule de grosseur variable (depuis celle d'un grain de millet jusque celle d'un grain de chènevis). Ces petites tumeurs font bomber la rétine. Elles siégent ordinairement dans la région postérieure de l'œil, au pourtour du nerf optique. Il est à remarquer du reste que presque toutes les productions morbides ont leur siége de prédilection très-près de la papille; le sarcôme par exemple débute assez souvent dans la région correspondant à la tache jaune il en était ainsi dans le cas qui nous a été montré par M. Perrin, dernièrement. (Voir Bulletin de la Société de Chirurgie, séance du 24 mars). Il en est de même pour le tubercule, que l'on rencontre très-rarement dans la moitié antérieure de l'œil.

La coloration des granulations est d'un blanc jaunâtre, ou d'un gris blanchâtre, suivant l'âge du néoplasme. On les voit entourées par le pigment de la choroïde qui est resté intact, elles sont embrassées par les cellules de l'épithélium qui forment comme un étranglement à leur base. Elles sont plus ou moins régulières, et suivant que deux ou plusieurs masses se sont accolées, elles ont des bords déchiquetés.

Le nombre des granulations est variable. On en a compté dix et plus dans un seul œil. Quelquefois on en rencontre dans les deux yeux, quelquefois dans un seul. On a dit aussi que dans les cas où un seul poumon était pris, un seul œil aussi était atteint ; quand les deux poumons étaient pris, l'œil le plus malade était du même côté que le poumon le plus atteint. Nous ne chercherons point à montrer combien cette opinion est exagérée, car, le plus souvent, il n'y a aucun rapport dans le degré des lésions des différents organes.

Les ramaux artériels sont englobés par les granulations tuberculeuses, les vaisseaux semblent s'arrêter au niveau de la petite tumeur. Au moyen d'une bonne injection, on peut faire pénétrer le liquide dans les nombreux vaisseaux de la choroïde, dont quelques-uns déjà sont altérés, jusqu'au centre même des tubercules hauts de 1 millimètre. M. Poncet avait réussi à injecter quelques parties de la chorio-capillaire et la disposition particulière que nous indiquons, était vue parfaitement. Le premier phénomène qui suit le dépôt des granulations est la coagulation du sang dans l'intérieur des vaisseaux et leur oblitération. Dans les autres tumeurs en général, on rencontre un réseau de nouvelle formation; dans le tubercule au contraire, toute trace de circulation a disparu, il ne reste plus qu'un tissu morbide destiné à subir une régression plus ou moins prompte.

Les granulations de la choroïde se portent toujours vers la surface rétinienne : ce n'est que quand elles acquièrent un volume trop considérable, qu'elles se portent vers la sclérotique. Cette membrane en effet offre une résistance trop grande, sa structure fibreuse lui permet de présenter une barrière presque infranchissable au développement des tumeurs.

Qnand les cellules du néoplasme ne sont point agglomérées, entassées, pour former le nodule que nous venons de décrire, quand l'éruption tuberculeuse est discrète, comme disait Cohnheim, on ne voit rien à l'œil nu : mais chaque fois que l'on fait l'autopsie d'un sujet chez lequel on a observé, durant la vie, des signes de tuberculose, il ne faut point négliger l'examen microscopique. C'est du reste ce que fait M. Poncet, sur les sujets qui lui sont livrés.

Sous le microscope, les granulations grises sont constituées par une matière amorphe, granuleuse, parsemée de noyaux fibro-plastiques. Dans chaque granulation on rencontre plus de matière amorphe que de noyaux au centre, tandis qu'à la périphérie on constate l'inverse : cependant ces noyaux ne sont pas contigus absolument, si ce n'est dans les points où ils sont en voie de multiplication. Le tissu morbide s'est substitué aux éléments propres, il manque de vaisseaux, il ne reste que des fibres élastiques, qui forment la trame de ces granulations. Dans quelques points, la matière amorphe et les noyaux eux-mêmes sont remplis de fins granules jaunâtres, opaques au centre.

Manz, dans son examen miscroscopique, avait reconnu que les granulations étaient essentiellement composées de cellules de forme et de grandeur variables, contenant un ou plusieurs noyaux, de noyaux libres et de masses amorphes très-visqueuses, ces dernières se rencontrant principalement au centre des tubercules, et les parties périphériques étant plutôt constituées par des cellules.

A cette description on peut reconnaître les zones classiques du tubercule.

L'infiltration est caractérisée par la présence d'une grande quantité de cellules nouvelles, isolées, et ne formant point agglomération. Cette prolifération anormale a lieu surtout dans la lamina fusca. Ces cellules sont souvent irrégulières, déformées, contiennent plusieurs noyaux; elles mesurent, d'après M. Poncet, un à trois centièmes de millimètre. Dans un état plus avancé, ces jeunes éléments sont agglomérés, on peut encore reconnaître quelques débris de la substance connective, mais on ne rencontre point de coloration pigmentaire. L'épithélium polygonal de la membrane vasculaire est intact. Soelberg Wels, dans son examen microscopique, a vu dans la lame élastique, restée intacte, un grand nombre de cellules incolores, étroitement accolées, contenant un ou plusieurs noyaux, un peu plus petites que les corpuscules du pus ou de la lymphe, et la couche externe de ces cellules se confondait avec le stroma de la choroïde.

Manz faisait naître les granulations dans la couche médiane des gros vaisseaux; Busch aussi croit qu'elles viennent de la membrane adventice des gros vaisseaux, ou des chorio-capillaires; Cohnheim, au contraire, pense qu'on ne peut les trouver dans la couche médiane des gros vaisseaux, que lorsqu'elles ont acquis un volume assez considérable.

Le même auteur, recherchant quel est l'élément formateur de la granulation, nous dit que ce ne sont point les grosses cellules du stroma qui sont altérées, car Busch, malgré ses longues recherches, n'a rencontré qu'une seule fois, la dégénérescence d'une de ces cellules : mais ce sont ces cellules petites, pâles, finement granuleuses, ordinairement à un ou plusieurs noyaux, que l'on trouve dans la membrane vasculaire. Le tubercule résulte d'une multiplication exagérée des éléments connectifs, débutant particulièrement dans le tissu cellulaire qui forme la tunique externe dite adventice des petits vaisseaux ; sur quelques branches on peut voir la lésion du tissu cellulaire et sur les ramifications vides, des globules blancs accolés aux parois ; la périartérite est plus ou moins accusée.

Ordonez (examen microscopique rapporté dans la *Gazette des hôpitaux* 1868. Augustine D... âgée de 4 ans) a vu, « à côté des granulations tuberculeuses, une grande quantité de granulations moléculaires graisseuses, parmi lesquelles flottaient des corpuscules à forme irrégulière, anguleux en général, de volume variable, réfractant la lumière à la manière des corps gras regardés au microscope. Ces corpuscules anguleux irréguliers n'étaient autre chose que les cellules polygonales de la couche interne de la choroïde à l'état de dégénérescence graisseuse. En effet, vers la partie périphérique de ces granulations, on trouvait les cellules pigmentaires à tous les degrés possibles d'altération ou de dégénérescence graisseuse. »

M. Poncet, dans son observation, n'a point rencontré cette dégénérescence de la couche pigmentaire, car, dit-il, l'origine épithéliale du tubercule n'est point admissible. Ordonez est le seul qui ait décrit cette lésion.

Il ne nous reste plus maintenant, pour terminer l'anatomie pathologique qu'à présenter quelques considérations au sujet de quelques affections dans lesquelles on se trouve en face de lésions que l'on pourrait facilement confondre, dans un examen microscopique, avec les granulations de la choroïde. Nous nous sommes servi pour faire ce diagnostic, du mémoire de M. Poncet.

Nous signalerons d'abord quelques choroïdites s'accompagnant d'une formation de jeunes cellules isolées ou agglutinées. Mais il est une tumeur dont les éléments histologiques doivent être examinés avec attention pour être bien distingués du tubercule ; nous voulons parler du sarcôme.

Dans cette affection, les cellules sont agglomérées, le pigment polygonal a disparu, et l'on rencontre dans certains endroits, des points de dégénérescence graisseuse; on serait tenté de voir un tubercule de la choroïde : cependant le sarcôme acquiert toujours un volume beaucoup plus grand que le tubercule. Dans le sarcôme on rencontre des capillaires bien fins, dans la trame de la tumeur, et dans ces capillaires des globules sanguins, tandis que dans le tubercule, on ne rencontre jamais de vaisseaux, ou plutôt on ne rencontre que des vaisseaux dégénérés, dans lesquels on ne trouvera que des globules blancs. C'est là un point important pour le diagnostic, tandis que la pigmentation des cellules ne peut servir à différencier deux tumeurs qui toutes deux peuvent présenter cette particularité. Tels sont les trois points sur lesquels doit reposer le diagnostic dans l'examen histologique.

ÉTIOLOGIE

Dans les principales observations que nous avons rencontrées, nous avons remarqué que, presque toujours, les granulations accompagnaient la tuberculose miliaire.

Manz considérait ces productions comme une manifestation de la diathèse, et les rattachait à l'affection aiguë principalement.

Cohnheim, s'appuyant sur sept observations, les excluait de la forme chronique, dans laquelle il n'avait jamais vu aucune lésion de l'œil. L'auteur allemand va même plus loin; il croit que la tuberculose miliaire ne peut exister sans manifestation dans la choroïde.

M. Galezowski a des opinions moins exagérées et croit qu'elle existe tout aussi bien dans la forme chronique que dans la forme aiguë. Le cas observé par Gueneau de Mussy, ainsi que les deux observations rapportées dans son mémoire montrent assez combien il faut attacher d'importance à l'assertion de Cohnheim.

Bouchut, depuis 1868, a eu l'occasion d'observer un nombre assez considérable de tubercules de la choroïde chez de petits malades atteints de méningite tuberculeuse; mais le médecin des Enfants ne dit pas les avoir rencontrés dans la forme chronique.

En somme, on peut trouver des granulations miliaires dans la choroïde, dans les cas de tuberculose aiguë et de tuberculose chronique.

Si nous examinons maintenant quel est l'âge où l'on observe spécialement cette lésion, nous verrons que les enfants sont le plus souvent atteints. La choroïde, en effet, n'est pas très-éloignée des méninges et l'on sait combien est fréquente la méningite tuberculeuse. Mais on peut rencontrer des granulations à tout âge, depuis l'enfance jusqu'à la vieillesse pour ainsi dire ; car Cohnheim cite des hommes de 24 ans, 42 ans et 58 ans.

Mais l'âge n'a aucune influence sur les caractères de l'éruption.

La choroïdite tuberculeuse a-t-elle été rencontrée seule, c'est-à-dire sans phénomènes morbides dans les autres organes ? On n'en trouve aucune observation ; du reste cette affection suscite tellement peu de troubles optiques, qu'elle pourrait exister seule sans attirer l'attention pendant la vie. Toujours elle a été précédée par le développement de lésions semblables dans d'autres organes plus importants, les poumons, les méninges, le cerveau, l'intestin, la rate, la glande thyroïde, etc. Cohnheim attribue à ce dernier organe une importance qui n'est pas justifiée, je crois. Selon lui, chaque fois que la choroïde est prise, la glande thyroïde l'est aussi ; mais, quand cette dernière est atteinte, la membrane vasculaire ne l'est pas nécessairement. Nous dirons seulement que les tubercules de la choroïde sont une des plus rares manifestations de la diathèse, et qu'ils n'apparaissent dans l'œil, qu'après avoir envahi les autres organes.

SYMPTOMATOLOGIE. DIAGNOSTIC.

Tous les auteurs qui ont eu occasion d'observer des tubercules de la choroïde sont d'accord pour dire que les symptômes sont très-incertains. Les malades se plaignent si peu que, dans l'immense majorité des cas, l'attention n'est pas attirée de ce côté. Aussi l'examen ophthalmoscopique est-il rarement pratiqué, et quand il l'est, l'aspect de l'image est subordonné à l'état de la couche épithéliale; tant qu'elle n'est point altérée, elle voile à l'observateur les altérations du stroma choroïdien. Ensuite le tubercule et la choroïdite tuberculeuse n'existent jamais seuls : le malade est toujours dans un état grave, comme dit Wecker; les symptômes qui se rapportent aux lésions pulmonaires, cérébrales, péritonéales, etc..., dominent la situation. Telle est la raison pour laquelle l'examen de l'œil a été si souvent négligé.

Nous allons d'abord examiner les troubles fonctionnels et nous verrons ensuite ce que l'on voit à l'ophthalmoscope.

La douleur est nulle en général : Portland a vu un œil rempli de masses tuberculeuses s'atrophier sans que la santé générale soit altérée: quelquefois cependant les malades ont accusé quelques douleurs fugaces. M. Bouchut a rencontré plusieurs fois le prolapsus de la paupière; ou bien les yeux étaient ouverts, mais les malades ne paraissaient pas voir : d'autres fois les pupilles étaient peu contractiles; d'autres fois il y avait du strabisme. On rencontre souvent de l'amblyopie : c'est ce qui arriva chez la jeune fille observée par Gueneau de

Mussy, et le symptôme dura tout le temps de la maladie.

L'acuité de la vision va en diminuant de plus en plus, et les malades ne peuvent plus lire que les numéros de plus en plus petits de l'échelle typographique. Dans les observations citées par Cohnheim les phénomènes les plus importants étaient l'apparition de photopsies et de chrupsies avec affaiblissement de la vision centrale. Galezowski dit que les malades voient les objets entourés d'un cercle irisé ou bien sous une couleur tout autre que celle qui leur appartient réellement, ils voient tout en jaune ou tout en bleu. Tantôt c'est un brouillard épais, tantôt des bluettes, des éclairs de toute couleur qui empêchent de voir clair. Dans la première observation que cet auteur rapporte, il s'agit d'un jeune homme qui depuis un an voyait de plus en plus trouble et ne pouvait plus lire que le n° 6 de l'échelle typographique. Deux ou trois fois dans la journée, il perdait la vue et cette cécité qui occupait un ou les deux yeux, disparaissait au bout de quelques minutes, laissant une faiblesse de la vue et une espèce d'étourdissement; un brouillard s'abaissait sur l'œil, puis il voyait des étincelles, des feux de différentes couleurs, des arcs-en-ciel, mouches noires, fils, toiles d'araignée. Le second malade, quand il fixait un objet, voyait une tache noire sur cet objet.

A l'ophthalmoscope : les milieux réfringents sont ordinairement transparents (Soelberg Wels). Sur la choroïde on voit les granulations grisâtres, si l'épithélium polygonal a disparu : leurs bords sont mal circonscrits, ou bien arrondis et réguliers; leur volume est augmenté par l'ophthalmoscope, et M. Bouchut dit qu'elles paraissent deux ou trois fois plus larges : « Après la mort, des granulations très-évidentes pendant la vie sont presque invisibles à l'œil nu sur le cadavre. J'ai même observé un cas où, après avoir vu de fines granulations pendant la vie, il a fallu l'examen au microscope pour me permettre de les retrouver. »

Ces petites masses ont avec les vaisseaux de la choroïde et de la rétine des rapports importants. Elles son disposées le long des vaisseaux de la choroïde qui disparaissent à leur niveau, tandis que les vaisseaux rétiniens passent au devant et sont mieux éclairés.

M. Perrin dans son *Traité d'ophthalmoscopie*, dit que les plaques de l'atrophie choroïdienne, réfléchissant plus fortement la lumière à cause de leur couleur grisâtre un grand nombre d'hyperémies rétiniennes n'ont d'autre raison d'être que cet effet d'éclairage ; or ne pourrait-on pas expliquer de la même manière les dilatations variqueuses des vaisseaux de la rétine qui ont été rencontrées plusieurs fois ?

Au niveau de ces productions, la rétine est bombée et la proéminence peut être de un tiers de millimètre. Tout autour, l'épithélium forme une couronne qui embrasse le néoplasme.

Nous dirons en terminant que les granulations miliaires ne peuvent être confondues avec les plaques de l'atrophie choroïdienne. Celles-ci en effet sont d'une teinte gris sale, ordinairement disposées par bandes ou par points ; elles sont irrégulières, entremêlées de points noirs qui leur donnent un aspect tigré caractéristique. De plus ces taches ont un aspect déprimé, et ren-

(1) Galezowski. Loc cit.

ferment quelquefois à leur centre une portion de tissu non altéré, tandis que les granulations forment tumeur et sont entourées de parties saines. Ces signes permettent de distinguer les plaques atrophiques.

Observation 1 publiée par M. Poncet. (Gazette médicale de Paris.)

X..., soldat à la garde républicaine, meurt en quelques jours au Val-de-Grâce, d'une tuberculose aiguë. L'autopsie démontre la présence de granulations dans presque tous les organes glandulaires. Je fis au bleu de Sergent, l'injection de l'artère ophthalmique avant d'examiner le fond de l'œil sous l'eau, recherches que je pratique sur tous les sujets qui me sont livrés pour les travaux anatomiques. Après l'incision de la région équatoriale, je vis bien que l'artère centrale était injectée, mais je n'aperçus aucune granulation, ni rien d'anormal à travers la rétine. La membrane nerveuse s'étant décollée pendant l'examen, je constatai alors sur la choroïde la présence de petits points jaunâtres. Ils étaient sur un œil au nombre de 7 ou 8 et localisés dans la région polaire : la macula était saine. Sur l'autre œil ces tubercules étaient moins nombreux : trois seulement occupaient les environs du nerf optique. Tous étaient peu saillants et les plus forts n'avaient pas plus de 10 millimètres de largeur. A part ces quelques points, il était impossible de reconnaître la moindre altération, soit dans le milieu, soit le long des vaisseaux rétiniens. La rétine saine présentait une teinte blanche uniforme et la choroïde, sauf les tubercules, avait partout un pigment noir épithélial de couleur uniformément épaisse.

La cupule postérieure de l'œil ayant été préparée

suivant la méthode de Ranvier, nous avons pratiqué un nombre considérable de coupes sur cette portion, dont aucun détail de structure n'a pu nous échapper. Voici le résultat de cet examen minutieux :

Le nerf optique ne présente aucune altération. L'espace vaginal ne contient aucune prolifération anormale, les travées connectives ont leurs caractères normaux : il n'y a pas de tubercules entre les deux gaînes du nerf optique.

La sclérotique est absolument saine et les nerfs ciliaires qui la traversent ne sont le siége d'aucune prolifération nouvelle, périphérique ou interstitielle.

Rétine. — La température étant assez basse, il nous a été possible, trente-six heures après le décès, de retrouver les bâtonnets et les cônes en assez bon état de conservation. Les couches ganglionnaires et sympathiques étaient assurément en voie de décomposition granulo-graisseuse cadavérique, mais nous pouvons assurer cependant que dans ces différentes zones, la disposition, le volume, les rapports étaient normaux et que surtout il n'existait aucune granulation tuberculeuse. Les vaisseaux rétiniens, dans leurs gaînes, dans leurs parois, ne présentaient rien de particulier. Nous donnons ces faits comme certains, car la présence des bâtonnets et des axes, dans une préparation de ce genre, suffit pour contrôler la valeur de l'observation.

Choroïde. — Les artères de la choroïde avaient été injectées avec le bleu de Sergent. Leur examen était d'autant plus facile qu'avec le picro-carminate, les préparations offraient quatre teintes tranchées : le rose, au tissu connectif; le jaune, sur les granulations; le bleu, dans les vaisseaux et le noir du pigment sur les faisceaux de la lamina fusca ou l'épithélium polygonal.

L'état de la membrane vasculaire nous a paru susceptible d'être décrit suivant trois états.

On pouvait y distinguer :

1° La présence de cellules nouvelles en quantité anormale au milieu de la choroïde, sans former agglomération ;

2° La réunion par bandes de ces éléments distincts;

3° La formation de véritables tubercules.

1° Cet état est à peu près généralisé dans toute la portion postérieure de la choroïde, c'est ainsi que des coupes, pratiquées sur une longueur d'un centimètre et demi, présentent, dans la trame de la membrane, les caractères suivants : cellules dispersées au milieu des travées connectives, en quantité bien plus grande que le nombre des globules blancs normaux.

Elles sont ovoïdes, volumineuses, souvent irrégulières, mesurant depuis 3 jusqu'à 6 divisions du micromètre (2[3 n.), c'est-à-dire de 1 à 3 centièmes de millimètre. Elles contiennent un ou deux noyaux et très-souvent une quantité assez grande de granules pigmentaires, qui leur donnent une teinte noirâtre. Ces cellules, d'un volume relatif considérable, siégent en plus grand nombre sur la partie externe de la lamina fusca : elles existent aussi près du filet anhyste interne, où elles avoisinent encore plus spécialement les travées connectives. Celles-ci sont constituées par des renflements beaucoup plus rapprochés qu'à l'état normal et d'un diamètre à peu près égal à celui des cellules isolées. Le pigment n'est plus réparti d'une manière uniforme : vivement colorées en certains points, les cellules ramifiées ont des prolongements souvent incolores. Les vaisseaux artériels ont été, en majeure partie, injectés et leur contenu ne put être examiné ; néanmoins, sur quelques ramifications vides, on ne reconnaît aucune lésion interne : des globules blancs sont accolés aux parois en proportion peut-être exagérée, mais la lésion évidente siége dans la tunique cellulaire, où la périartérite est fortement accusée sur les grosses branches. La prolifération est vive, surtout dans la couche profonde de la choroïde, elle diminue vers la chorio-capillaire.

En regard de ces régions occupées par des cellules nouvelles, la membrane anhyste est intacte ainsi que l'épithélium polygonal.

Au deuxième degré, ce n'est plus une infiltration de cellules isolées entre les feuillets de la lama fusca ; la prolifération est plus dense, il existe une véritable agglomération de jeunes éléments et cependant l'organisation de la cellule est parfois distincte. Au centre et sur les parties latérales, les vaisseaux persistent injectés. La chorio-capillaire seule paraît comprimée et anémiée. Les éléments sont encore séparés par de minces faisceaux de substance connective sans coloration pigmentaire : ils sont mélangés à un assez grand nombre de corpuscules inflammatoires volumineux et granuleux.

Point essentiel : la membrane anhyste fibreuse est conservée intacte ; son feuillet épithélial polygonal est encore exempt de toute altération.

Au troisième degré, le tubercule existe avec ses zones spéciales et réunies. Jusqu'ici la courbure de la choroïde n'était pas modifiée ; dans le tubercule proprement dit, il y a saillie manifeste, et l'épaisseur de la membrane se trouve plus ou moins augmentée ; l'éminence formée est régulière ou déchiquetée sur son bord interne.

Les éléments cellulaires y sont soumis aux règles générales de la granulation tuberculeuse : les cellules ne mesurent plus qu'un centième de millimètre et deviennent de fines granulations au centre. Comme détails locaux, il faut ajouter une teinte pigmentaire noire répandue en certains points de la granulation et la disparition de tous les feuillets de la choroïde. La chorio-capillaire est à peine distincte par l'injection de quelques filets artériels internes. En arrière, les gros vaisseaux avaient aussi disparu ; néanmoins, le bleu de Sergent a démontré que si la structure du vaisseau n'était plus appréciable au microscope, la lumière de l'artériole, bien que remplie d'une matière fibrineuse, était encore perméable au liquide. En un mot, dans la granulation même, nous avons injecté des ramuscules artériels.

En face des tubercules de petit volume, la membrane fibreuse est conservée, et l'épithélium polygonal sous rétinien reste intact. Avec un plus gros volume, la granulation tuberculeuse devient irrégulière et dentelée à sa surface ; le filet anhyste fibreux est alors contourné en replis, mais il persiste, sur les exemples soumis à notre examen, dans toute la surface de la granulation. Sur cette surface irrégulière, l'épithélium polygonal n'est plus à l'état normal, il a disparu en grande partie du sommet de la granulation, pour se retrouver en godet à la base du tubercule ; en sorte que, si la choroïde fait saillie par la granulation, elle est déprimée, atrophiée un peu plus loin, par la masse pigmentaire voisine, ce qui explique la teinte légèrement foncée qu'on aperçoit à l'ophthalmoscope sur la circonférence de la petite tumeur.

Au niveau des tubercules, la rétine est plus adhérente à la membrane vasculaire que partout ailleurs ; toutefois, en regard même des plus gros tubercules, l'examen le plus attentif de la rétine n'a démontré aucune prolifération anormale.

Nous n'avons pas vu non plus au niveau des plus grosses granulations cette dégénérescence colloïde, soit de l'épithélium choroïdien, soit des éléments nerveux rétiniens, si fréquente dans les affections séreuses de l'œil et rapportée bien à tort par quelques auteurs à l'altératiou cadavérique.

La dégénérescence graisseuse des éléments épithéliaux, signalée par Ordonez, nous a fait également défaut; peut-être les cellules pigmentaires étaient-elles un peu moins abondantes sur les tubercules que sur les autres points de la choroïde, mais la décoloration à peine sensible et les godets eux-mêmes, où l'épithélium aurait dû subir une dégénérescence accentuée, offraient des éléments à peu près intacts.

Obs. II. — Examen microscopique par M. Cornil. (Gazette des hôpitaux, 1869.)

Dans les deux choroïdes, on trouve plusieurs granulations tuberculeuses blanchâtres, fines, d'inégal volume, ayant au plus 1 millimètre de diamètre.

La choroïde ayant été isolée et descendue sur une lame de verre, les granulations blanches, semi-transparentes à l'œil nu, examinées au microscope à une grosseur de 40 diamètres, se présentaient comme des masses arrondies, assez régulières à leur pourtour.

Sur les plus volumineuses et les plus développées, la partie centrale est complètement dépigmentée et le bord seul se confondait insensiblement avec la choroïde, par sa couleur. Une de ces granulations naissantes, très-petite, à peine visible à l'œil nu, n'était pas tout à fait blanche et montrait encore des cellules de la choroïde moins pigmentées, il est vrai, que toutes les portions voisines et normales de cette membrane.

Dans aucun des points de ces granulations on ne voyait de vaisseaux, tandis que dans la choroïde voisine, les vaisseaux étaient remplis de globules rouges. A ce faible grossissement, les granulations paraissaient constituées par un amas globuleux d'éléments sphériques, d'autant plus petits, qu'on les examinait de la périphérie à la partie centrale. Le centre de la plus volumineuse de ces petites tumeurs était légèrement opaque.

La même préparation, rendue plus transparente par l'addition d'une couche de glycérine et examinée avec un grossissement de 200 diamètres, nous a montré les détails suivants :

A la périphérie des granulations, on perdait la trace des vaisseaux capillaires de la choroïde. Les cellules étoilées et pigmentées de cette membrane devenaient plus rares et on trouvait quelques-unes de ces cellules sans pigment. En outre, une grande quantité de cellules embryonnaires sphériques finement granulées et munies d'un noyau, se montraient suivant une disposition qui reproduisait celle des vaisseaux capillaires sanguins. Ces éléments mesuraient 3 à 9 millimètres.

Lorsque de la périphérie on avançait sur le centre de la granulation, on voyait ces éléments confluer, se toucher tous, séparés seulement par une membrane amorphe, et s'atrophier de façon à ne mesurer que 6 à 5 millimètres. Dans cette zone, il n'y avait plus d'éléments pigmentés, ni de cellules étoilées de la choroïde.

Au centre même des plus grosses granulations, les éléments atrophiés étaient pâles et contenaient quelques granulations graisseuses très-fines.

Ces faits constatés d'abord en examinant la choroïde, simplement tendue sur une lame de verre, ont été corroborés par l'examen après dilacération de l'une des granulations. Par ce procédé, en effet, nous avons pu apprécier la résistance que présentait le tubercule à la dissociation. Nous avons constaté la forme arrondie, les dimensions de ces éléments plus volumineux dans la zone périphérique qu'au centre, leur cohésion les uns avec les autres et l'existence de la matière unissante.

Par cet examen, nous avons pu nous assurer que les granulations tuberculeuses de la choroïde ne différaient en rien de celles des autres organes et que le mode d'agglomération et d'union, leur nature, leur tendance à s'atrophier et à devenir granuleuse au centre des nodosités, la nature de la substance unissante étaient les mêmes que dans les poumons et les séreuses. Là aussi, les vaisseaux sont devenus imperméables au sang.

Obs. III. — (Publiée dans le *Progrès médical*, par M. Stoicesco, interne des hôpitaux, et recueillie dans le service de M. Bouchut.)

Le 26 du mois dernier, on amena dans le service de M. Bouchut, salle Sainte-Catherine, n° 3, l'enfant Dumesnil (Eugénie), âgée de 13 ans. Les parents nous donnaient, sur l'état antérieur, des renseignements un peu vagues ; cependant il paraît que le père était mort poitrinaire et la mère morte phthisique à la fin de septembre de cette année ; à peu près à cette époque, l'enfant fut prise brusquement d'une très-grande courbature, avec fièvre presque continue, un peu de céphalalgie, de l'inappétence, sans diarrhée, ni vomissement et sans gêne de la respiration ; ses parents lui firent garder le lit pendant quelques jours, et l'enfant, quoique un peu faible et très-mal à l'aise, recommença ses habitudes antérieures. Huit jours après, c'est-à-dire deux semaines avant son entrée à l'hôpital, elle fut prise, tout d'un coup, d'un violent point de côté à gauche : l'oppression était tellement intense, que deux jours avant son entrée elle eut plusieurs accès de suffocation. Tous les autres symptômes du début s'étaient beaucoup plus accentués.

Au moment de l'entrée, la première chose qui frappe, c'est l'état général typhique et la dyspnée. L'enfant, en orthopnée, fait péniblement 70 respirations par minute. La figure est pâle, avec des plaques rouges lie de vin sur les deux pommettes, et les yeux sont excavés, les paupières à demi closes. La physionomie a une expression de langueur des plus manifestes. En outre, il existe une hyperesthésie générale, mais de beaucoup plus marquée sur le thorax ; à la moindre pression sur un point quelconque, l'enfant pousse des cris. L'intelligence est nette, les réponses sont correctes et sans hésitation. La céphalalgie frontale est peu accusée. Les pupilles dilatées sont un peu impressionnables.

Emaciation notable de tout le corps. Le ventre est souple, non ballonné, indolent et sans taches. La langue est sèche, sans fuliginosités : les selles sont régulières, non diarrhéiques. Pas de vomissements. Pas d'épistaxis. Aucun trouble du côté des voies urinaires. Les mouvements et le rhythme des bruits cardiaques paraissent normaux.

La paroi antérieure gauche de la poitrine donne à la percussion une résonnance un peu plus obscure que du côté opposé. L'élasticité semble aussi diminuée. La sonorité, de même que l'élasticité, sont normales à droite et en avant. L'auscultation à gauche, immédiatement sous la clavicule, révèle un peu de râle sous-crépitant fin, dans les fortes inspirations et après les efforts de toux, quelques bouffées de râle sous-crépitant lointain. A droite et en avant, le murmure vésiculaire a son ampleur normale. En arrière et à gauche, la respiration est nette, sans aucun bruit pathologique; à droite, le déplissement des alvéoles se fait moins bien, l'expiration surtout paraît un peu soufflante; de temps en temps on perçoit des râles sous-crépitants. La résonnance est normale dans toute l'étendue de la poitrine, en arrière. La voix ne présente aucune modification. T. 30,5 ; P. 140 ; R. 70.

27 octobre. Délire pendant la nuit. Même état qu'hier. T. 38,6. Dix sangsues sur la région épigastrique, potion gommeuse avec 30 grammes de cognac.

Soir. L'état général paraît meilleur. Aucune autre modification. A droite en avant, la respiration est un peu plus rude. T. 37,8 ; P. 128 ; R. 64.

Le 28. L'enfant est plus abattue; diarrhée. T. 39. Soir. Les râles sont plus nombreux à gauche, sous la clavicule. T. 39,3 ; P. 128 ; R. 64.

Le 29. Même état adynamique. M. Bouchut fait l'examen ophthalmoscopique et constate dans les deux choroïdes, l'existence de plusieurs tubercules ; nous avons pu nous-même les reconnaître séance tenante. A partir de ce moment, plus d'hésitation, plus de doute sur la nature de l'affection, il s'agissait d'une tuberculose miliaire; le diagnostic était établi, grâce à l'ophthalmoscope. L'enfant n'accusait aucun trouble de la vue. T. 39,3.

Soir. Les symptômes thoraciques sont plus accusés; les râles gagnent en intensité et en étendue, à gauche, aussi bien en avant qu'en arrière; à droite, sous la clavicule, il y a quelques râles humides; en arrière, au sommet, l'expiration est soufflante, il nous semble avoir entendu quelques craquements. Aux deux bases, la respiration est normale. La diarrhée continue. T. 40; P. 136; R. 48.

Le 30. Même état. T. 38,5. Soir. T. 39,4; P. 132; R. 52.

Le 31. T. 38,1. Soir. T. 39,6; P. 132; R. 64.

1er novembre. La percussion est toujours peu significative des deux côtés, aussi bien en avant qu'en arrière; cependant la résonnance paraît plus diminuée à droite. Les râles à gauche prennent les caractères du gargouillement. T. 38°. Soir. T. 39,3; P. 132; R. 48.

Le 2. T. 37,9. Soir. T. 39,3; P. 128; R. 54.

Le 3. T. 39°. Soir. T. 39°; P. 132; R. 60.

Le 4. L'état général s'est aggravé. Les lésions pulmonaires ont fait des progrès, les râles humides s'entendent par bouffées dans presque toute l'étendue des poumons. La diarrhée continue. T. 39,8. Soir. T. 40°; P. 152; R. 62.

Le 5. T. 38°. Soir. T. 39°; P. 128; R. 54.

Le 6. T. 38,1. Soir. T. 40°; P. 138; R. 54.

Le 7. Délire pendant la nuit. L'hématose est beaucoup plus compromise; la surface du corps commence à prendre les caractères de la cyanose. Râles sous-crépitants dans toute l'étendue des poumons. T. 38°. Soir. T. 38,6; P. 132; R. 60.

Le 8. T. 38°. Soir. T. 38,9; P. 138; R. 60.

Le 9. L'enfant succombe dans la journée avec une température de 37,8.

Autopsie. — Quarante-deux heures après la mort. Les poumons sont pour ainsi dire farcis de petites granulations miliaires. Au sommet du poumon gauche, il existe une caverne pouvant loger une petite noix. Les plèvres, en dehors de quelques adhérences récentes, présentent, çà et là, plusieurs granulations semblables à celles des poumons. On en remarque aussi quelques-unes dans la rate (non hypertrophiée) et dans la substance corticale des reins. A peine pouvons-nous en trouver une dizaine dans le péritoine et l'intestin; la muqueuse de ce dernier et surtout celle de l'intestin grêle, est congestionnée. Le foie est gros.

Le cœur flasque présente sur le bord de chaque valvule, mais notamment sur celui de la mitrale, ce liséré rouge, boursouflé, caractéristique de la lésion que M. Bouchut considère comme une endocardite végétante.

Les méninges ne sont pas congestionnées, on peut compter une vingtaine de granulations sur la pie-mère, au milieu de la scissure sylvienne gauche, plusieurs sont englobées dans une petite collection purulente, grosse comme un pois; la masse encéphalique a sa consistance normale. La moelle est ferme, sans altération; aucune trace de tubercules miliaires.

Les yeux sont coupés perpendiculairement à leur axe

antéro-postérieur et examinés sous l'eau ; on constate d'abord l'état normal des milieux réfringents ; une fois la rétine soulevée lentement, nous trouvons le pigment choroïdien intact et de chaque côté des nerfs optiques, plusieurs points gros comme de petites têtes d'épingle, blanchâtres, opaques, un peu saillants. Dans l'œil droit trois tubercules, faisant un triangle, se trouvent tout près du nerf ; trois autres un peu plus loin. Dans l'œil gauche il n'y en a que deux dans la proximité du nerf, et huit autres disséminés sur la choroïde.

Pour terminer, il faut citer un petit infarctus sous-cutané, à la face antérieure de la jambe gauche.

CONCLUSIONS.

1° La choroïde peut devenir le siége d'un dépôt de granulations plus ou moins volumineuses : d'autres fois il n'y a que l'infiltration simple.

Ces granulations ont tout à fait les mêmes caractères histologiques que celles que l'on rencontre dans les autres organes ; poumons, méninges, etc...

3° On les a rencontrées dans la tuberculose miliaire et dans la tuberculose chronique, mais plus souvent dans la première forme.

4° Elles ne provoquent que des symptômes vagues et leur diagnostic est très-difficile pendant la vie, vu l'état dans lequel se trouvent la plupart des malades.

5° Leur évolution est subordonnée à la marche de l'affection générale.

A. Parent, imprimeur de la Faculté de Médecine, rue M.-le-Prince, 31

www.ingramcontent.com/pod-product-compliance
Lightning Source LLC
LaVergne TN
LVHW052014160826
845678LV00003B/1044

* 9 7 8 2 3 2 9 6 5 6 1 0 6 *